Niaky Camara

Intérêt d'un extrait d'Isoflavones sur les symptômes de la ménopause

Niaky Camara

Intérêt d'un extrait d'Isoflavones sur les symptômes de la ménopause

A propos d'une cohorte de 50 femmes suivies dans le district de Bamako

Presses Académiques Francophones

Impressum / Mentions légales

Bibliografische Information der Deutschen Nationalbibliothek: Die Deutsche Nationalbibliothek verzeichnet diese Publikation in der Deutschen Nationalbibliografie; detaillierte bibliografische Daten sind im Internet über http://dnb.d-nb.de abrufbar.
Alle in diesem Buch genannten Marken und Produktnamen unterliegen warenzeichen-, marken- oder patentrechtlichem Schutz bzw. sind Warenzeichen oder eingetragene Warenzeichen der jeweiligen Inhaber. Die Wiedergabe von Marken, Produktnamen, Gebrauchsnamen, Handelsnamen, Warenbezeichnungen u.s.w. in diesem Werk berechtigt auch ohne besondere Kennzeichnung nicht zu der Annahme, dass solche Namen im Sinne der Warenzeichen- und Markenschutzgesetzgebung als frei zu betrachten wären und daher von jedermann benutzt werden dürften.

Information bibliographique publiée par la Deutsche Nationalbibliothek: La Deutsche Nationalbibliothek inscrit cette publication à la Deutsche Nationalbibliografie; des données bibliographiques détaillées sont disponibles sur internet à l'adresse http://dnb.d-nb.de.
Toutes marques et noms de produits mentionnés dans ce livre demeurent sous la protection des marques, des marques déposées et des brevets, et sont des marques ou des marques déposées de leurs détenteurs respectifs. L'utilisation des marques, noms de produits, noms communs, noms commerciaux, descriptions de produits, etc, même sans qu'ils soient mentionnés de façon particulière dans ce livre ne signifie en aucune façon que ces noms peuvent être utilisés sans restriction à l'égard de la législation pour la protection des marques et des marques déposées et pourraient donc être utilisés par quiconque.

Coverbild / Photo de couverture: www.ingimage.com

Verlag / Editeur:
Presses Académiques Francophones
ist ein Imprint der / est une marque déposée de
OmniScriptum GmbH & Co. KG
Heinrich-Böcking-Str. 6-8, 66121 Saarbrücken, Deutschland / Allemagne
Email: info@presses-academiques.com

Herstellung: siehe letzte Seite /
Impression: voir la dernière page
ISBN: 978-3-8381-4284-5

Table des matières

Liste des sigles et abréviations

al. =   allié(s)

bouf. =   bouffées de chaleur

CHU =   Centre Hospitalier Universitaire

Coll. =   collaborateurs

E2 =   œstradiol 17ß

E2/P =   Rapport œstroprogestatif

EDS =   Enquête Démographique de Santé

freq. =   fréquence

FSH =   Folliculo-Stimulating Hormone

GnRH =   Gonadotrophine Releasing Hormone

Gynéco =   Gynécologie

IC =   Intervalle de Confiance

Isoflav =   Isoflavones

Km² =   Kilomètre carré

LH =   Luteinizing Hormone

mg =   milligramme(s)

mg/j =   milligramme(s) par jour

MWS =   Million Women Study

P =   Probabilité

PE =   Phytœstrogènes

RR =   Risque Relatif

SPSS =   Statistical Package for Social Sciences

THS =   Traitement Hormonal Substitutif

vs =   versus

WHI =   Women's Health Initiative

% =   pourcentage ou pour cent

**< ** =   Inférieur(e)

**> ** =   Supérieur

I- Introduction :

Ménopause, mot apparu en 1823 dans la langue française selon le dictionnaire Robert, provient des mots grecs mên, mênos qui signifient mois (d'où mêniaia = menstrues) et pausis = cessation **[30]**.

C'est un phénomène biologique universel, mais son expression clinique (hormis l'aménorrhée qui la définit) est très variable selon les groupes et les individus **[32]**.

Pour certaines, c'est une véritable maladie liée à une insuffisance hormonale, à laquelle la médecine se doit de pallier par un traitement « substitutif ». D'autres ont une approche moins biomédicale et l'envisagent comme un événement de vie, une étape qui survient dans un contexte social et culturel **[14]**. Quoi qu'il en soit, c'est un phénomène lié à l'âge qui s'inscrit dans la perspective générale du vieillissement et qui va concerner un nombre croissant de femmes dans les années à venir (en France, plus de 10 millions de femmes ont **plus de 50 ans** actuellement. Au Mali selon EDSIV **[20]** 11% des femmes étaient en ménopause. Cette proportion de femmes en ménopause au Mali augmente rapidement avec l'âge : de **1 %** seulement parmi les femmes de **30-34 ans**, cette proportion passe à **13 % à 42-43 ans et à 55 % à 48-49 ans**. On constate qu'aux âges où les femmes sont généralement encore fécondes, la proportion de femmes en ménopause est relativement importante : **13 % à 42-43 ans, 24 % à 44-45 ans et 34 % à 46-47 ans**).

Il ne fait plus aucun doute aujourd'hui que les troubles de la ménopause peuvent être traités. Les enjeux mobilisés par la prise en charge médicale des symptômes liés à la ménopause sont majeurs, qu'ils concernent les professionnels de la santé, les institutions de recherche ou de financement, ou l'industrie pharmaceutique. Cette prise en charge passait essentiellement, jusqu'à récemment, par le Traitement Hormonal Substitutif (THS) par prise cyclique ou continue d'œstrogènes seuls ou d'une pilule combinée. Mais après la publication d'études (Résultats de la Women's Health Initiative (WHI) et de la Million Women Study (MWS)) **[10]**, **[41]**, **[47]** pointant des effets indésirables néfastes, tels qu'un infarctus du myocarde, des AVC, des embolies pulmonaires et des cancers du sein, les guides de bonne pratique préconisent aujourd'hui de prendre le traitement hormonal substitutif le moins longtemps possible et à la dose la plus faible [51]. L'analyse des effets des autres traitements potentiellement utiles en post-ménopause devient alors particulièrement importante.

Les phytœstrogènes (PE) sont des produits dérivés de plantes qui sont transformés en substances œstrogéniques dans le tube digestif. Le terme de phytœstrogènes s'applique à de nombreux produits différents. Les **isoflavones**, dont la source majeure est le soja, les lignans et le coumestan sont les plus connues. L'idée que les PE pourraient être efficaces sur les symptômes et les pathologies de la post-ménopause repose sur l'observation d'une fréquence des bouffées de chaleur et des fractures ostéoporotiques moindres chez les femmes asiatiques, surtout les japonaises, que chez les européennes et les nord-américaines. D'autres affections liées au statut œstrogéniques, comme les maladies cardiovasculaires et le cancer du sein, sont aussi moins fréquentes en Asie [23]. La raison de cette différence vient du fait que les populations asiatiques consomment du soja en grande quantité. Le soja est riche en Isoflavones [37].

Plusieurs études ont montré que l'apport d'Isoflavones entraine une réduction significative de la fréquence et de l'intensité des bouffées de chaleur chez les femmes ménopausées. [2] [7] [24] [42] [55] [59]

Le laboratoire Innotech International a développé un extrait de soja standard contenant 40 mg d'Isoflavones (Inoclim®).

L'évaluation de l'efficacité de cette formulation est notre **objectif général**.
Les **objectifs spécifiques** sont :
- Déterminer l'évolution de la fréquence et de l'intensité des bouffées de chaleur chez les femmes sous Inoclim® ;
- Déterminer l'évolution de la fréquence d'insomnie, d'asthénie, d'irritabilité et d'anxiété chez les femmes sous Inoclim®.

4

II- Matériels et Méthodes

1. Schéma de l'étude

Il s'agit d'une étude longitudinale, prospective, réalisée chez des femmes péri ou post-ménopausées souffrant de bouffées de chaleur et/ou de sueurs nocturnes ; qui s'est étendue d'avril 2006 au février 2007.

Toutes les admissions en consultations externes durant la période d'étude qui selon le bilan d'activités de 2006 ont été de **2617** femmes et dont l'infection (vulvo-vaginite, cervicite, endométrite,…) a été la pathologie la plus rencontrée soit une fréquence de **19%** de consultations. Durant la même période le nombre des consultantes pour troubles de la ménopause a été de **56** soit une fréquence de **2,14%**.

Le but de l'étude était d'évaluer l'efficacité d'une préparation standardisée d'isoflavones (Inoclim® ; 40 mg d'extrait de soja riche en isoflavones par capsule) dans la réduction de la fréquence des bouffées de chaleur et des sueurs nocturnes chez la femme ménopausée. La dose quotidienne était de 1 capsule pendant les 18 semaines de l'étude ; en cas de besoin, la dose pouvait être ajustée à 2 capsules par jour.

2. Sujets de l'étude

Pour être incluses dans l'étude, les femmes ménopausées devaient présenter au moins de 2 bouffées de chaleur par jour pendant plus de 2 semaines dont la fréquence et l'intensité pendant cette période doivent être ≥ 6 bouffées de chaleur modérées ; ne plus avoir de règles depuis au moins 6 mois. Etaient retenues comme motifs de non inclusion les situations suivantes :

- Contre indication à la prise d'Isoflavones (Inoclim®) ;
- Usage d'une hormonothérapie ou d'un contraceptif oral dans les trois (3) mois précédents le début de l'étude ;
- Usage de traitements faits avec des herbes pour les symptômes ménopausiques dans un mois avant l'étude;
- Existence d'une autre étiologie que la ménopause ou la péri-ménopause pouvant expliquer les symptômes en question ;

5

- Allergie au soja ;
- Avoir un cancer du sein ou son antécédent ;
- Refus de participer à l'étude.

L'intensité des bouffées de chaleur était définie de la façon suivante [31] :

- Sensation de chaleur légère et qui ne perturbe pas l'activité de la patiente (intensité légère, grade 1) ;
- Sensation de chaleur associée à des sueurs mais permettant la poursuite des activités en cours (intensité modérée, grade 2) ;
- Sensation de chaleur importante associée à des sueurs et suffisamment intense pour obliger l'arrêt des activités en cours (intensité sévère, grade 3).

3. Déroulement de l'étude :

Au cours de la visite de sélection/inclusion, les patientes ont été informées verbalement et par écrit du but de l'étude. Lorsque les critères de sélection sont respectés, ces femmes ont été incluses dans l'étude après avoir signé le document de consentement écrit. Les données démographiques et les antécédents médicaux ont été recueillis puis un numéro individuel a été attribué à chaque femme dont chacune a bénéficié d'un examen gynécologique et général.

Trois visites de suivi et une visite de fin d'essai ont été réalisées soit une visite à la fin de chaque mois pendant les 4 mois sous Inoclim®. Au cours des visites de suivi, les événements indésirables ont été recueillis, le remplissage du journal vérifié et la posologie a été éventuellement adaptée (1 ou 2 capsules d'isoflavones). A la fin de chaque visite de suivi, un nouveau journal est donné aux femmes ainsi que la dose de médicament du mois suivant. La visite de fin d'essai s'est déroulée après quatre mois de traitement. Elle a obéit aux mêmes étapes que les visites de suivi. Cependant, il n'est plus remis de fiche à remplir. Les femmes ont été encouragées à revenir si besoin pour toute manifestation supposée liée à la ménopause ou au traitement par Inoclim®.

Chaque patiente recevait un journal individuel pour recueillir les informations concernant la fréquence et l'intensité de leurs bouffées de chaleur, la présence ou non de symptômes comme l'asthénie, l'insomnie, irritabilité, anxiété, ainsi que des informations concernant leur traitement.

❖ **Médicament utilisé : Isoflavones de Soja (Inoclim®)**

Les isoflavones autrement appelés phytœstrogènes sont des molécules d'origine végétale appartenant à la famille des flavonoïdes, et qui agissent comme des œstrogènes faibles chez la femme ménopausée (homologie structurale avec 17ß œstradiol).

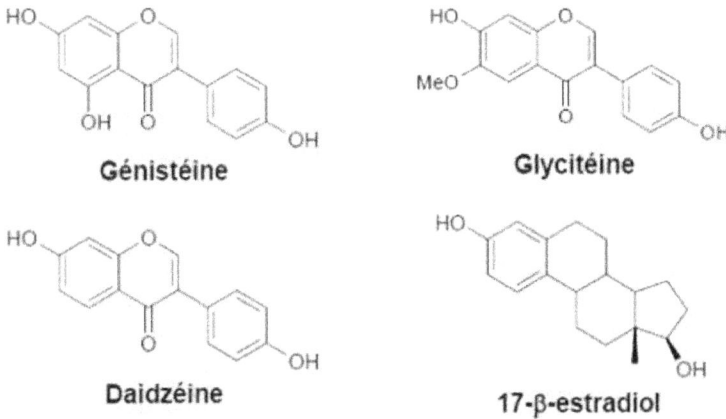

Génistéine

Glycitéine

Daidzéine

17-β-estradiol

Figure 1 : Structure moléculaire des phytoestrogènes de soja et du 17-β œstradiol

✦ **Absorption et métabolisme :** dans le soja, les isoflavones sont sous une forme glycosylée (β-D-glycoside), biologiquement inactive, nommées génistine et daidzine. Les isoflavones glycosylées seraient moins facilement absorbées que leurs formes aglycones à cause de leur caractère hydrophile plus important et de leur plus haut poids moléculaire **[27]**. Une fois ingérées, elles vont être hydrolysées par des bactéries β-glucosidases dans la paroi de l'intestin ce qui amène à des aglycones bioactifs, la génistéine et la daidzéine. La fraction non hydrolysée va dans le colon où les structures conjuguées vont être dégradées par

7

des enzymes bactériennes puis absorbées ou métabolisées en d'autres composés [44], [61]. Les aglycones seront absorbés par l'épithélium intestinal (figure 2).

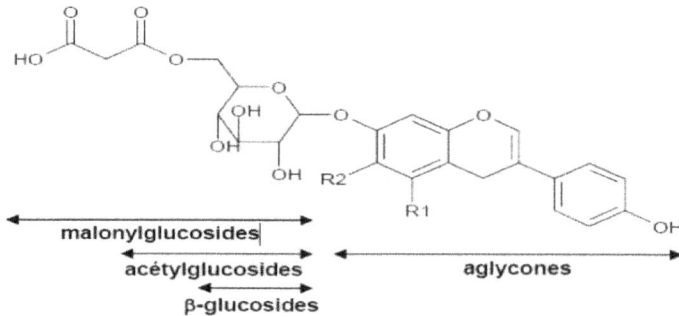

Figure2 : Structure et conjugaison des isoflavones de soja

Dans le colon, la daidzéine va tout d'abord être métabolisée en dihydrodaidzéine puis en équol, un métabolite plus actif et en O-desmethylangolensine (O-DMA) (figure 3). La génistéine peut être métabolisée en 6'hydroxy-O-DMA. La glycitéine est métabolisée majoritairement en dihydroglycitéine, en dihydro-6,7,4'-trihydroxyisoflavone et en 5'-OMe-O-desmethylangolensine, et quelques individus pourraient être capables de la métaboliser en daidzéine et en 6-OMe-équol [25]. La génistéine, la daidzéine, l'équol et le O-DMA peuvent être retrouvés dans le sang humain [19].

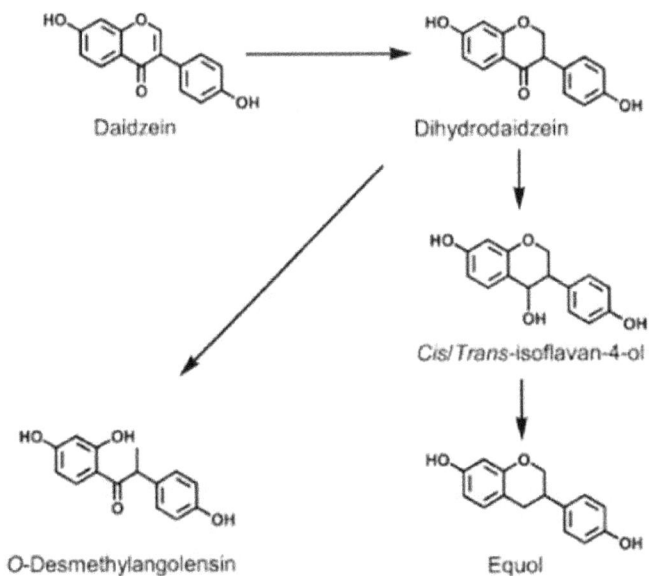

Figure3 : Transformation de la daidzéine et équol

Une fois absorbées dans l'organisme, les formes déglycosylées passent dans le foie pour subir des étapes de détoxication par les enzymes de phase II. Ils peuvent revenir dans le côlon par un cycle antérohépatique d'une manière similaire aux œstrogènes. Ils seront ensuite éliminés par les urines et les fèces, majoritairement sous forme de glucuronides. La digestion dure 6 à 8 heures. Dans le cas d'ingestion réitérée, on observe l'existence d'un plateau cinétique indiquant qu'une certaine dose d'isoflavones reste dans le plasma [9].

L'équol est d'un intérêt tout particulier puisqu'il a la plus haute activité œstrogénique de tous les phytœstrogènes connues à ce jour [49]. En comparaison avec la daidzéine, l'équol aurait une affinité 10 à 80 fois plus élevée pour les ERα et ERβ. Cependant, la transformation de la daidzéine en équol est très variable d'un individu à l'autre car elle est liée à la présence d'une flore intestinale et d'enzymes spécifiques. Seulement 30 % à 40% des humains sont capables de métaboliser la daidzéine en équol. Cependant, une consommation importante de fibres alimentaires peut agir sur la croissance des

9

populations bactériennes productrices d'équol dans le côlon et influencer sa sécrétion. De plus, il a été démontré *in vitro* que certaines souches microbiennes transforment des personnes non productrices d'équol en productrices d'équol [25].

L'équol est un composant chiral avec deux énantiomères possibles (R et S) mais la microflore intestinale n'est capable de produire que le S-Equol (Setchell et *al.* 2002). Ce dernier est absorbé dans le sang et demeure dans la circulation sanguine plus longtemps que les autres phytoestrogènes. [43].

➕ **Mécanisme d'action** : les isoflavones sont des composés chimiques actifs naturels provenant des plantes. Une fois ingérées, elles agissent dans l'organisme un peu à la manière des hormones naturelles que sont les œstrogènes. Voilà pourquoi on les nomme phytœstrogènes. Leur effet est cependant beaucoup plus faible que celui des œstrogènes synthétiques (hormonothérapie) ou naturellement produits par le corps.

L'action des isoflavones est assez complexe. Elle varie selon le type d'isoflavones et selon l'équilibre hormonal de la personne qui les consomme. En résumé, si l'organisme produit trop d'œstrogènes, les isoflavones peuvent bloquer partiellement leur effet négatif, tandis que s'il y a une déficience, elles comblent une partie des besoins.

Dans les tissus mammaires de la femme, les isoflavones s'opposent manifestement à l'action des œstrogènes, ce qui est souhaitable en ce qui concerne le risque de **cancer du sein**. Les œstrogènes en soi ne sont pas les agents responsables du cancer, mais ils peuvent stimuler la croissance de cellules dégénérées. Les **isoflavones bloquent ce processus** en écartant les œstrogènes des cellules dégénérées qui pourraient se trouver dans les tissus.

Plusieurs substances similaires font partie du « groupe isoflavones », dont les plus répandues dans les végétaux comestibles sont la génistéine (la plus active, ainsi que la plus abondante dans le soja), la daidzéine et la glycitéine.

Les dernières études publiées sur la génistéine, l'isoflavone la plus active, vont encore plus loin en révélant que la génistéine **a aussi une action anticancérogène directe.** D'après les résultats dont nous disposons aujourd'hui, on peut s'attendre à un effet préventif et antiprolifératif des isoflavones non seulement sur le cancer du sein, mais aussi sur celui de l'intestin, des poumons, de l'ovaire, de la prostate, du cerveau et de la peau, ainsi que sur la leucémie.

La réponse à la daidzéine varie d'une personne à l'autre. Sous l'influence de la **flore intestinale**, elle peut ou non se transformer en **équol**, une molécule plus active. Chez les personnes qui produisent de l'équol, les effets bénéfiques de la daidzéine seraient plus importants.

Ceci pourrait expliquer pourquoi la consommation de produits du soja aurait un effet plus marqué sur la réduction des bouffées de chaleur et du risque de cancer du sein chez les Asiatiques que chez les Occidentales. En effet, la proportion de femmes productrices d'équol est plus élevée en Asie, soit autour de 50 %, comparativement à 30 % chez les Occidentales. Il y aurait également plus d'individus producteurs d'équol chez les végétariens que chez les non-végétariens. Ces différences pourraient aussi expliquer, du moins en partie, les résultats divergents des études cliniques **[26].**

⊥ **Sources alimentaires :** Plusieurs aliments d'origine végétale, notamment les légumineuses, les grains entiers et les légumes, contiennent de petites quantités d'isoflavones. C'est toutefois le soja qui en est la source la plus substantielle. Selon la transformation que subit la fève de soja, le produit final contient plus ou moins d'isoflavones. Par exemple, les protéines extraites par un traitement à l'eau contiennent beaucoup plus d'isoflavones que celles extraites à l'aide d'un procédé à l'alcool.

Bien que la quantité d'isoflavones varie sensiblement d'une source à l'autre, on peut utiliser comme repère approximatif le fait qu'une portion de soja contient de 30 mg à 40 mg d'isoflavones. Les autres aliments en contiennent beaucoup moins, de même que les produits de soja de « seconde génération » (fromage de soja, sauce tamari, crème glacée, burger ou saucisse de tofu).

L'apport alimentaire quotidien moyen en isoflavones se situe entre 11 mg et 50 mg et peut atteindre 100 mg dans les pays asiatiques [34]. Il est beaucoup plus faible dans les pays occidentaux, soit autour de 1 à 2 mg par jour [15].

Indications :

- Prévenir la perte osseuse chez les femmes ménopausées.
- Réduire les bouffées de chaleur de la ménopause; réduire le risque de certains cancers.
- Réduire les bouffées de chaleur chez les femmes ayant déjà eu un cancer du sein.

Conseils d'utilisation :

- 1 à 2 capsules par jour (soit environ 40 à 80 mg d'isoflavones de soja). Cure de trois mois renouvelable.
- La consommation de ce produit doit s'inscrire dans le cadre d'une alimentation aussi variée que possible.

Ingrédients :

- Huile de tournesol, extrait de soja riche en isoflavones (Novasoy®), gélatine de poisson, glycérine, huile de soja hydrogénée, amidon de maïs, dioxyde de titane (E171), lécithine de soja, oxyde de fer rouge (E172) [31].

Précautions :

- **Isoflavones et cancer du sein :** Quelques données in vitro et sur des animaux indiquent que les isoflavones peuvent contribuer à la formation de tumeurs hormonodépendantes ou, au contraire, à réduire la prolifération des cellules cancéreuses.

Au cours d'une étude récente, la prise de 200 mg d'isoflavones par jour, durant deux semaines, n'a pas eu d'influence néfaste sur la prolifération des cellules cancéreuses prélevées sur les tumeurs de femmes souffrant d'un cancer du sein [29]. Il s'agit cependant de données à court terme.

Le débat reste donc ouvert, mais il semble qu'une consommation **alimentaire** modérée de soja soit sécuritaire pour les femmes à risque de cancer du sein ou ayant survécu.

- **Isoflavones et cancer de l'endomètre :** Dans la majorité des études qui ont mesuré l'effet des isoflavones du soja sur l'endomètre, la croissance des cellules (hyperplasie) de cette muqueuse de l'utérus n'est pas stimulée **[22]**. Cependant, au cours d'un essai de cinq ans auprès de **298** femmes ménopausées et en bonne santé, il y a eu plus de cas d'hyperplasie de l'endomètre dans le groupe ayant pris 150 mg d'isoflavones par jour (+3,3 %) que dans le groupe placebo (0 %) **[54]**. Cette donnée indique qu'une haute dose d'isoflavones pourrait, à long terme, entraîner un risque légèrement accru de cancer de l'endomètre. Toutefois, il n'y a eu aucun cas de cancer de l'endomètre au cours de cette étude.
- **Il faut bien noter deux faits importants :**

L'innocuité à long terme des concentrés d'isoflavones vendus sous forme d'extraits de soja n'est pas connue. Cependant, jusqu'à présent, on n'a pas relié de problèmes à une consommation élevée d'isoflavones de **source alimentaire**. Au cours des recherches, l'apport quotidien pouvait atteindre 110 mg.

Les produits du soja peuvent légèrement affecter la fonction thyroïdienne, surtout chez les personnes carencées en iode **[35]**. Les personnes sous médication thyroïdienne devraient consulter leur médecin avant d'ajouter de grandes quantités de soja à leur alimentation ou de prendre de hautes doses de suppléments d'isoflavones.

Contre- indications :
- On déconseille aux femmes enceintes de consommer des suppléments d'isoflavones.

Effets indésirables :
- Au cours de nombreuses études, seuls des effets indésirables bénins ont été observés : constipation, ballonnements, nausées. Même constatation au cours d'un essai récent où 30 femmes ménopausées en bonne santé ont pris, durant 84 jours, une très haute dose d'isoflavones sous forme de supplément, soit 900 mg par jour **[39]**. Les nombreuses mesures effectuées par les chercheurs indiquent que cette haute dose n'a pas eu d'effet œstrogénique ou cancérigène.

- Certaines personnes sont allergiques au soja et réagissent par de la rougeur et des démangeaisons. D'autres voient leurs symptômes d'asthme se déclencher lorsqu'ils respirent de la poussière de soja.

⊥ Interactions :

- **Avec des suppléments :** Aucune connue.
- **Avec des médicaments :**
  - **Hormones thyroïdiennes.** Pris simultanément, le soja peut réduire l'absorption de ces médicaments **[5]**. Il est donc préférable de ne pas consommer de soja dans les trois heures avant ou après la prise d'une médication thyroïdienne.
  - **Tamoxifène et raloxifène.** Étant donné les effets œstrogéniques du soja, certains s'inquiètent de la possibilité qu'il interfère avec ces médicaments qu'on utilise pour traiter l'ostéoporose ou le cancer chez les femmes. Une synthèse d'études in vitro et sur des animaux indique qu'à petites doses, les isoflavones de soja pourraient contrer les effets antitumoraux du tamoxifène. Paradoxalement, à hautes doses, ces isoflavones rehaussent les effets du tamoxifène in vitro. Au cours d'une étude croisée ayant porté sur 149 femmes atteintes d'un cancer, aucune interaction indésirable n'a résulté d'un usage simultané de tamoxifène ou de raloxifène et d'un supplément d'isoflavones de soja (50 mg par jour, durant quatre semaines) **[58]**.
  - **Antibiotiques.** Ces médicaments pourraient réduire la capacité de la flore intestinale à convertir les isoflavones en composés actifs (équol).

4. Variables étudiées:

- Age ;
- Résidence ;
- Nombre des bouffées de chaleur du matin ;
- Nombre des bouffées de chaleur de l'après-midi ;
- Nombre des sueurs nocturnes ;
- L'intensité des bouffés de chaleur ;

- La fréquence d'autres symptômes de la ménopause (insomnie, asthénie, irritabilité et anxiété) ;
- Moments de prise médicamenteuse ;
- Nombre de capsule prise

5. Analyse statistique et traitement des données :

Les données ont été saisies et analysées à l'aide de logiciel SPSS 10.0 pour Windows. Les graphiques ont été réalisés sur Excel office 97-2003. Des tableaux de fréquences simples, des histogrammes et des courbes ont été produits à bon escient.

Les données recueillies sur les bouffées de chaleur et sueurs nocturnes étaient quotidiennes mais elles ont été regroupées par semaines pour les besoins de l'analyse.

Les variables continues sont exprimées par la moyenne et l'écart-type ou la médiane et l'écart interquartile (IQR) et les variables qualitatives par l'effectif et le pourcentage de chaque classe.

6. Considérations éthiques :

Toutes les participantes ont été incluses dans le protocole après avoir signé un formulaire de consentement éclairé.

Aussi ont été prises en charge gratuitement toutes les patientes incluses dans le protocole. En cas de refus, la prise en charge a été correctement assurée par les médecins gynécologues du service. Le retrait de la patiente du protocole était volontaire et possible à tout moment de l'étude.

III-Résultats :

1. Disposition des patientes et caractéristiques à l'inclusion

L'âge moyen de l'échantillon de notre étude est de **47,90 ans** (+/- 0,92). Les patientes âgées de **47 à 49 ans** ont été les plus représentées (**44%**). On constate qu'aux âges où les femmes sont généralement encore fécondes, la proportion de femmes en ménopause est relativement importante : **40 % avaient 40-47 ans.** (Tableau I)

Tableau I: Répartition des patientes en fonction de l'âge.

Age	Fréquence	Pourcentage
40	2	4
41	1	2
42	1	2
43	1	2
44	2	4
45	3	6
46	3	6
47	7	14
48	10	20
49	5	10
50	4	8
51	3	6
52	4	8
53	3	6
54	1	2
Total	50	**100**

La dose quotidienne était de 1 capsule avec la possibilité d'augmenter à 2 capsules en cas de besoin : **96%** (soit 48/50) de l'échantillon ont observé la prise d'une seule capsule par jour pendant les 4 mois de l'étude ; tandis que **4%** (2/50) ont nécessité la prise de deux capsules par jour à partir du deuxième mois. (Tableau II).

Tableau II : Répartition des patientes selon le nombre de capsules prises par jour et selon le mois de l'étude

Nombre de capsule	1er mois		2e mois		3e mois		4e mois	
	Effectif absolu	%	Effectif absolu	%	Effectif absolu	%	Effectif absolu	%
Une capsule	50	100	48	96	48	96	48	96
Deux capsules	0	0	2	4	2	4	2	4
Total	50	100	50	100	50	100	50	100

2. Influence de l'inoclim® sur les manifestations de la ménopause :

2.1. Fréquence des bouffées de chaleur et des sueurs nocturnes :

Une régression régulière de la fréquence des bouffées de chaleur et des sueurs nocturnes a été observée au cours des 18 semaines de suivi **(Graphique N°01)**. Le nombre moyen de bouffées de chaleur diurnes était de 4,91 pendant la 1ère semaine et 0,84 à la 18ème semaine, soit une diminution de 83%. Le nombre moyen de bouffées de chaleur nocturnes était de 2,5 pendant la première semaine et 0,39 à la 18ème semaine, soit une diminution de 84%.

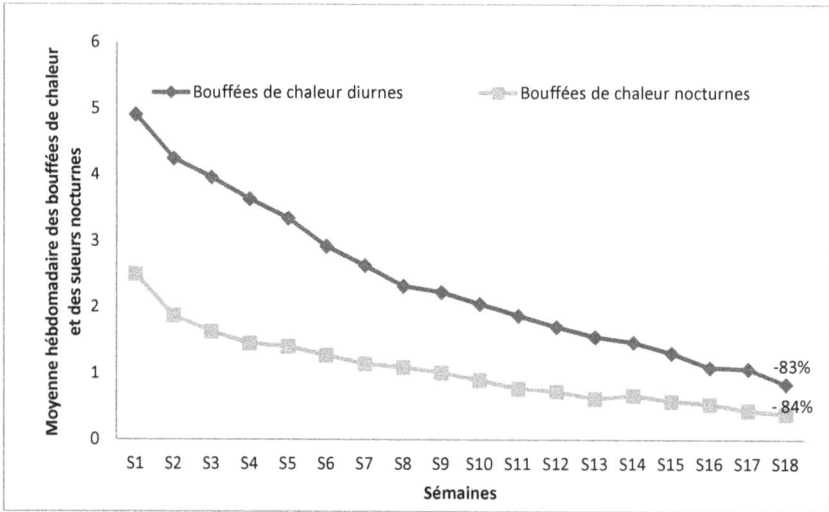

Graphique N°1: Evolution de la fréquence des bouffées de chaleur pendant la période d'étude

2.2. Intensité des bouffées de chaleur et des sueurs nocturnes :

Au premier mois, toutes les patientes ont présenté des bouffées de chaleur d'intensité variable (Grade1 à 3). Au bout de quatre mois **28%** de ces patientes n'ont plus présenté des bouffées de chaleur et **70%** avaient des bouffées de chaleur d'intensité légère : Grade1 **(Graphique N°2).**

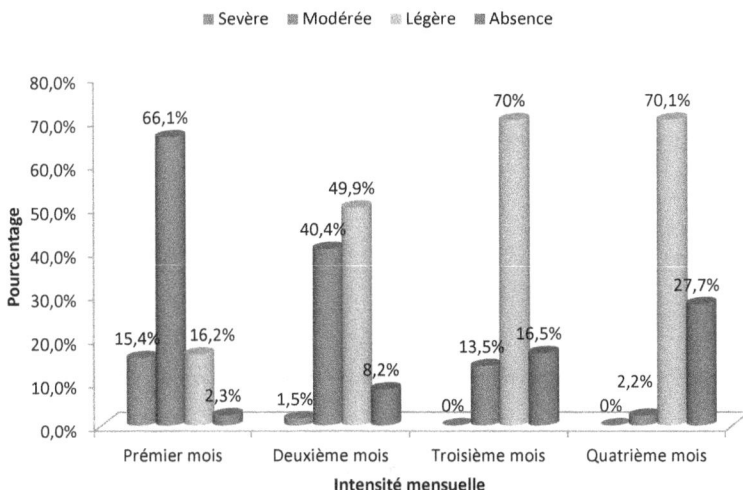

Légende : ■ Sévère ■ Modérée ■ Légère ■ Absence

Graphique N° 2: Evolution mensuelle de l'intensité des bouffées de chaleur de la ménopause.

2.3. Autres symptômes liés aux troubles de la ménopause :

Dans notre étude, nous nous sommes intéressés aux autres symptômes de la ménopause à savoir **l'insomnie, l'asthénie, l'irritabilité et l'anxiété**.

Après 18 semaines de prise d'Inoclim®, nous observons un impact positif du traitement sur ces symptômes.

- L'absence **d'insomnie** a été observée chez **92%** de notre effectif à la fin de l'essai contre **68%** en ligne de base. (Tableau III)

- **L'asthénie** n'est pas restée en marge de ce progrès, la prise d'Inoclim® a eu un impact positif certain sur la fréquence de ce symptôme, avec la neutralisation chez **61%** soit chez **14/23** des femmes qui ont manifestées l'asthénie au début. (Tableau IV)

Tableau III : Répartition des patientes selon l'existence d'insomnie et la durée de la prise d'Inoclim®.

Insomnie	1er mois Effectif absolu	%	2e mois Effectif absolu	%	3e mois Effectif absolu	%	4e mois Effectif absolu	%
Présence	16	32	11	22	8	16	4	8
Absence	34	68	39	78	42	84	46	92
Total	50	100	50	100	50	100	50	100

Tableau IV : Répartition des patientes selon l'existence d'asthénie et la durée de la prise d'Inoclim®.

Asthénie	1er mois Effectif absolu	%	2e mois Effectif absolu	%	3e mois Effectif absolu	%	4e mois Effectif absolu	%
Présence	23	46	18	36	15	30	9	18
Absence	27	54	32	64	35	70	41	82
Total	50	100	50	100	50	100	50	100

- Tout comme l'insomnie et l'asthénie, la prise d'Isoflavones de Soja a provoqué une influence positive non négligeable sur la fréquence de **l'irritabilité et l'anxiété** avec leur disparition respectivement chez environ **53%** (soit 9/17) et **89%** (soit 17/19) des femmes qui ont manifestées ces symptômes dès leur inclusion. (Tableaux V et VI)

Tableau V : Répartition des patientes selon l'existence d'irritabilité et la durée de la prise d'Inoclim®.

Irritabilité	1er mois Effectif absolu	%	2e mois Effectif absolu	%	3e mois Effectif absolu	%	4e mois Effectif absolu	%
Présence	17	34	14	28	10	20	6	12
Absence	33	66	36	72	40	80	44	88
Total	50	100	50	100	50	100	50	100

Tableau VI : Répartition des patientes selon l'existence d'anxiété et la durée de la prise d'Inoclim®.

Anxiété	1er mois Effectif absolu	%	2e mois Effectif absolu	%	3e mois Effectif absolu	%	4e mois Effectif absolu	%
Présence	19	38	15	30	12	24	2	4
Absence	31	62	35	70	38	76	48	96
Total	50	100	50	100	50	100	50	100

IV-Revue de la littérature :

1. Phytœstrogènes :

1.1. Influence des Isoflavones sur la fréquence et intensité des bouffées de chaleur de la ménopause :

a. Au Mali :

Aucune autre étude n'a été réalisée jusqu'à récemment sur la prise en charge des symptômes de la ménopause à l'image de celle-ci réalisée en 2009.

L'étude était longitudinale prospective s'étendant sur une période de 11 mois. Elle a permis de faire le point sur l'efficacité des isoflavones de soja (Inoclim®) sur les symptômes de la ménopause chez un échantillon de femmes dans le district de Bamako, capitale de la république du Mali, caractérisée par une diversité ethnique et plus d'un million d'habitants[8].

Cependant, l'étude s'est déroulée en 5 visites :

Visite 1 : Inclusion.

Visite 2-4 : Suivi des patientes.

Visite 5 : Fin d'essai.

Dans le souci de résoudre les problèmes d'éthique et de déontologie surtout en matière de santé, le consentement éclairé de tous les participants à l'étude a été obtenu.

Comme tout travail, nous avons rencontré un certain nombre de difficultés parmi lesquelles nous retenons la rareté des cas en consultation externe, la non alphabétisation de la majorité des cas ; le non respect des rendez-vous pour certaines patientes nous conduisant à téléphoner et/ou aller à leur domicile afin de récupérer le journal. Ces difficultés n'ont pas empêché le bon déroulement de l'étude.

Les bouffées de chaleur diurnes et nocturnes ont été étudiées pour les 50 patientes pendant les 4 mois de suivi sous extrait de 40 mg par capsule d'isoflavones de soja (Inoclim®) soit 18 semaines.

Il ressort clairement une régression régulière du nombre moyen de bouffées de chaleur diurnes et nocturnes sous prise médicamenteuse avec respectivement 83% et 84% sous l'influence d'Inoclim®.

Au premier mois, toutes les patientes ont présenté des bouffées de chaleur d'intensité variable. Au bout de quatre mois **28%** de ces patientes n'ont plus présenté des bouffées de chaleur et **70%** n'ont signalé que des bouffées de chaleur d'intensité légère.

b. En Afrique :

Nous n'avons pas eu connaissance d'autres études traitant presque le même sujet à l'image de celle réalisée par CISSE CT et al.

Cette étude révèle que 65 patientes ont été mises sous 40mg d'Isoflavones de Soja pendant 3 mois. Il ressort une réduction régulière jusqu'à disparition totale des bouffées de chaleur chez 98,5% des patientes en 3 mois **[11]**.

La limite de cette étude est que nous n'avons pas la précision, si ce bon résultat concerne la fréquence ou l'intensité des bouffées de chaleur ; nous n'avons pas eu aussi connaissance de l'impact d'Isoflavones sur les autres symptômes comme sueurs nocturnes, troubles du sommeil, dans le document.

c. Selon d'autres auteurs hors Afrique:

Les résultats d'études cliniques sur l'effet d'un apport alimentaire de soja ou d'un supplément d'Isoflavones sur les symptômes de la ménopause ont conduit à des résultats parfois hétérogènes. En témoigne la réalisation d'une synthèse bibliographique portant sur 22 études scientifiques, quant à l'impact des Isoflavones sur la fréquence et l'intensité des bouffées de chaleur en comparaison d'un placebo (Tableaux VII, VIII et IX)

- 5 études n'étaient pas pertinentes (Essais de qualité insuffisante ou pauvre) **[13], [24], [28], [42], [59]**

- 8 études pertinentes arrivent à la conclusion que des Isoflavones (extrait de suppléments de soja, de soja diététique, ou de trèfle rouge) sont significativement plus efficaces qu'un placebo pour réduire la fréquence et la sévérité des bouffées de chaleur **[2], [6], [7], [18], [21], [29], [55], [56]**

- 9 études pertinentes n'ont pas trouvé d'effet significatif des Isoflavones en comparaison d'un placebo sur les bouffées de chaleur **[4]**, **[17]**, **[33]**, **[36]**, **[38]**, **[40]**, **[50]**, **[53]**, **[57]**.

Tableau VII : Essais avec l'extrait de suppléments d'isoflavones de soja

Auteurs	Duffy et coll., [17]	Faure et coll., [21]	Panotti et coll., [38]	Quella et coll., [40]
Année	2003	2002	2003	2000
Taille essai	36	75	62	182
Thérapie	60 mg/j supplément isoflavones de soja	Extrait d'isoflavones de soja (70 mg/j)	Comprime de soja (36 mg isoflavones, 48mg saponine)	50mg soja en 3 prises/j (40-45% daidzeine, genisteine et 10-20% glyciteine
Comparaison	Placebo	Placebo	Placebo	Croisement de Placebo
Durée	12 semaines	16 semaines	6 mois	4 semaines chaque phase de croisement
Différence entre les groupes	Aucune différence entre les groupes sur le score des bouffées de chaleur	Amélioration fréquence des bouffées avec soja vs placebo (P=0,01)	Aucune différence entre les groupes sur le score des bouffées de chaleur	Fréquence des bouffées réduite à moitié considérablement dans placebo (36%) vs le soja (24%)
Impact traitement	Diminution significative des bouffées	61% de réduction des bouffées	40% de réduction bouffées	24% de réduction des bouffées
Qualité de l'essai	Juste	Juste	Juste	Juste

NB : Les caractéristiques des essais de qualité insuffisante sont l'inclusion de moins de 20 sujets, moins de 12 semaines comme durée de l'étude ou ne rapportent pas de groupe de différence.

Tableau VII : Essais avec l'extrait de suppléments d'isoflavones de soja (Suite)

Auteurs	Scambia et coll., [42]	Jou HD et coll., [29]	D'Anna R. et coll., [18]	Upmallis et coll., [55]
Année	2000	2008	2007	2000
Taille essai	39	96	247	177
Thérapie	400mg/j extrait soja avec 50mg isoflavones suivi d'œstrogène conjugue 0,624mg/j	125mg/j isoflavones de soja	54mg de génistéine purifiée/j	50mg/j extrait isoflavones de soja (génisteine, daidzeine)
Comparaison	Placebo, œstrogène 0,625mg/j pendant 4 semaines	Placebo	Placebo	Placebo
Durée	6 semaines	12 semaines	12 mois	12 semaines
Différence entre les groupes	Nombre moyen bouffées /semaine amélioré avec soja vs placebo à 6 semaines (P<0,01)	Réduction symptômes chez participantes produisant de l'equol.	Génistéine plus efficace que placebo pour réduire le nombre de bouffées	Intensité moyenne améliorée des bouffées avec soja vs placebo, aucune différence dans la fréquence.
Impact traitement	**40%** réduction des bouffées	Diminution significative du nombre des bouffées	Diminution significative du nombre des bouffées	Diminution **10 à 20%** des symptômes vasomoteurs
Qualité de l'essai	Pauvre	Juste	Juste	Juste

Tableau VIII : Essais avec les isoflavones de soja diététique

Auteurs	Albertazzi et coll., [2]	Han et coll., [24]	Murkies et coll., [36]	St Germain et coll., [50]
Année	1998- 1999	2002	1995	2001
Taille essai	104	82	58	69
Thérapie	60g poudre de soja (Isoflavones, 76mg)	Protéine de soja : 50mg et isoflavone : 33mg.	45g/j de la farine du soja.	Protéine de soja (Isoflavones : 80mg/j ou 4,4mg/j).
Comparaison	Poudre de la caséine.	Placebo.	45g/j de la farine du blé.	Placebo (protéine du lait).
Durée	12 semaines	20 semaines	14 semaines	24 semaines
Différence entre les groupes	Fréquence améliorée des bouffées de chaleur avec soja vs placebo.	N'a pas été rapportée.	Pas différence entre groupes pour les bouffées	Pas différence dans la réduction de la fréquence et intensité des bouffées.
Impact traitement	**44%** Diminution de la fréquence des bouffées de chaleur	Diminution de **10 à 20%** du nombre des bouffées	Diminution symptômes vasomoteurs	Réduction de la fréquence ou sévérité des bouffées
Qualité de l'essai	Juste	Pauvre	Juste	Juste

Tableau VIII : Essais avec les isoflavones de soja diététique (Suite)

Auteurs	Dalais et coll., [13]	Washburn et coll., [59]	Van Patten et coll., [57]	Brzezinski et coll., [7]
Année	1998	1999	2002	1997
Taille essai	52	51	157	145
Thérapie	Alimentation du soja ou de la graine de lin contenant beaucoup d'isoflavones.	Protéine soja 20g (isoflavones, 34mg/j) en une ou deux doses.	Boisson du soja (Isoflavones : 90mg/j).	Phytœstrogènes alimentaires (182mg daidzéine, 255mg génistéine et lignan)
Comparaison	Alimentation du blé contenant peu d'isoflavones	Placebo.	Placebo.	Alimentation israélienne régulière.
Durée	12 semaines chaque phase	6 semaines	12 semaines.	12 semaines
Différence entre les groupes	N'a pas été rapportée.	Amélioration intensité de bouffées avec soja vs placebo ($P<0,001$). Pas différence pour la fréquence.	Pas de différence dans la réduction de la fréquence et intensité des bouffées.	La sévérité bouffées et de la sécheresse vaginale améliorée avec phytœstrogène vs placebo.
Impact traitement	**41%** réduction des bouffées avec graine de lin, **51%** avec blé, rien avec soja.	Diminution de **10-20%** de l'intensité des bouffées	Réduction de la fréquence et sévérité des bouffées	**10 à 20%** de réduction de la fréquence des bouffées de chaleur.
Qualité de l'essai	Pauvre	Pauvre	Bonne	Bonne

Tableau IX : Essais avec l'extrait d'isoflavones du trèfle rouge

Auteurs	Baber et coll., [4]	Van de Weijer et Barentsen, [56]	Jeri AR, [28]	Tice et coll., [53]
Année	1999	2002	2002	2003
Taille essai	51	30	30	252
Thérapie	Promensil 40 mg/j (comprimé d'isoflavones du trèfle rouge).	Promensil 80 mg/j (comprimé d'isoflavones du trèfle rouge).	Promensil 40 mg/j (comprimé d'isoflavones du trèfle rouge)	Promensil : 82 mg/j et Rimostil : 57 mg/j (comprimé d'isoflavones du trèfle rouge)
Comparaison	Placebo	Placebo	Placebo	Placebo
Durée	I2 semaines chaque phase	12 semaines	16 semaines	12 semaines
Différence entre les groupes	Pas de différence entre les groupes dans la réduction des symptômes.	Amélioration de la fréquence des bouffées avec Promensil vs Placebo (**P=0,02**)	N'a pas été rapportée.	Pas de différence entre les groupes. Réduction des bouffés plus rapide avec Promensil contre Placebo (**P=0,03**)
Impact traitement	**17-20%** de réduction de la fréquence des symptômes climatériques	Réduction de la fréquence des bouffées avec Promensil vs Placebo (**44%** vs **0%**).	**48,5%** réduction de la fréquence et **47%** de réduction sévérité bouffées avec Promensil.	**34-41%** de réduction fréquence bouffées de chaleur
Qualité de l'essai	Juste	Juste	Pauvre	Bonne

La diversité des produits étudiés quant à l'origine des extraits, la composition et le dosage en Isoflavones expliquent très vraisemblablement les différences dans les résultats. Ainsi, la transformation des Isoflavones du trèfle rouge en génistéine et daidzéine dépend du métabolisme individuel. Néanmoins, si l'on considère les résultats des revues systématiques de la littérature et les méta-analyses, il est possible de tirer la conclusion suivante :

- **Durée du traitement :** Dans certains travaux, l'effet bénéfique des PE se manifestait en début d'étude mais s'atténuait avec le temps, au bout de 8 à 12 semaines de traitement. Dans d'autres où il n'y a pas de différence entre placebo et PE, les auteurs ont noté toutefois que l'effet des PE se faisait sentir plus rapidement que celui du placebo. **La durée du traitement** est donc un élément important à prendre en compte, et il serait nécessaire de vérifier que les effets bénéfiques rapportés par certains auteurs persistent bien à plus long terme. **[2], [7], [13], [24], [36], [40], [42], [50], [55], [56], [57], [59]**

- **Doses de génistéine :** Les résultats discordants des essais peuvent être dus à la **variabilité des doses de génistéine** présentes dans les suppléments. En effet une dose plus élevée en génistéine (>18,8 mg par jour) a permis, par rapport à une dose plus faible, de diminuer de moitié la fréquence des bouffées de chaleur ($p=0,03$) **[51]**. Un essai mené en Italie et publié en 2007 : **247** femmes ménopausées souffrant d'une moyenne de quatre bouffées de chaleur par jour ont pris, durant un an, **54 mg** de **génistéine** purifiée par jour, sous forme de supplément **[18]**. La génistéine a été plus efficace pour réduire significativement le nombre de bouffées de chaleur. La piste de la génistéine a déjà été explorée en 2006 par une synthèse portant uniquement sur 11 essais au cours desquels il a été utilisé des **suppléments d'isoflavones**. Les cinq études dans lesquelles la dose quotidienne de génistéine était supérieure à 15 mg ont rapporté une réduction des bouffées de chaleur. En revanche, parmi les six essais dans lesquels la dose de génistéine était inférieure à 15 mg, un seul a donné des résultats concluants **[60]**.

- **Réponse à la daidzéine :** varie d'une personne à l'autre. Sous l'influence de la **flore intestinale**, elle peut ou non se transformer en **équol**, une molécule plus active. Chez les personnes qui produisent de l'équol, les effets bénéfiques de la daidzéine seraient plus importants. Ceci pourrait expliquer pourquoi la consommation de produits du soja aurait un effet plus marqué sur la réduction des bouffées de chaleur chez les Asiatiques que chez les Occidentales. En effet, la proportion de femmes productrices d'équol est plus élevée en Asie, soit autour de 50 %, comparativement à 30 % chez les Occidentales **[1]**, **[45]**, **[48]**. Il y aurait également plus d'individus producteurs d'équol chez les végétariens que chez les non-végétariens **[46]**. Un essai publié en avril 2008 et mené auprès de 96 femmes taïwanaises ménopausées, confirme ce point : seules les participantes produisant de l'équol ont vu leurs bouffées de chaleur et l'ensemble de leurs symptômes diminuer après trois mois de traitement, à raison de 125 mg d'isoflavones par jour **[29]**.

1.2. Influence des Isoflavones sur l'insomnie, l'asthénie, l'irritabilité et l'anxiété :

▪ Dans notre étude, nous nous sommes intéressés aux autres symptômes de la ménopause à savoir **l'insomnie, l'asthénie, l'irritabilité et l'anxiété**.

Après 123jours de prise d'Inoclim®, nous observons un impact positif d'isoflavones de soja sur ces symptômes.

L'absence **d'insomnie** a été observée chez **92%** de notre effectif à la fin de l'essai contre **68%** en ligne de base.

L'asthénie n'est pas restée en marge de ce progrès, la prise d'Inoclim® a eu un impact positif certain sur la fréquence de ce symptôme, avec la réduction chez **61%** soit chez **14/23** des femmes qui ont manifestées l'asthénie au début.

Tout comme l'insomnie et l'asthénie, la prise d'Isoflavones de Soja a provoqué une influence positive non négligeable sur la fréquence de **l'irritabilité et l'anxiété** avec leur disparition respectivement chez environ **53%** (soit 9/17) et **89%** (soit 17/19) des femmes qui ont manifestées ces symptômes dès leur inclusion.

▪ Ces performances sont soutenues par d'autres auteurs **[2]**, **[36]**, **[42]**, **[55]**.

En effet dans une étude menée sur **169 femmes** en post ménopause prenant 52-104mg/j de supplément d'isoflavones soit 1-2 comprimés quotidiennement pendant 12 mois, il ressort clairement en plus de l'effet sur la fréquence et l'intensité des bouffées de chaleur, une amélioration **des troubles du sommeil**, des céphalées, des vertiges, des douleurs articulaires, de **l'asthénie**, des **palpitations** et de l'essoufflement **[16]**.

2. Traitement hormonal substitutif (THS) :

L'étude randomisée en double-aveugle de Crisafulli *et al* a comparé un traitement par THS (1 mg/j de 17β-œstradiol), 54 mg/j de génistéine et un placebo **[12]**. Comme on pouvait s'y attendre le traitement par THS, qui reste le traitement de référence des troubles du climatère, permettait de réduire de 92% le nombre de bouffées de chaleur après 12 mois de traitement tandis que le placebo ne les réduisait que de 19%. L'effet de la génistéine confirmait l'efficacité des isoflavones avec une diminution des bouffées de chaleur intermédiaire entre le THS et le placebo avec 55% de diminution (p<0,01 vs. placebo) ; une diminution de 50% était obtenu dès le 3ème mois.

Néanmoins, l'étude de la Women's Health Initiative (WHI) **[62]**, vaste essai randomisé en double aveugle concernant 16.608 patientes, dont les résultats du premier bras ont été publiés en juillet 2002, a semé un vent de panique, rapportant pour les patientes sous œstrogènes conjugués équins 0,625 mg (CEE) combiné à 2,5 mg d'acétate de médroxyprogestérone (MPA) une augmentation significative de cancers mammaires et d'événements cardiovasculaires.

Ces résultats ont été tempérés deux ans plus tard par la publication du deuxième bras de l'étude (10739 patientes randomisées en double aveugle sous CEE 0,625 mg versus placebo) : sous œstrogènes seuls, l'augmentation de risque de cancer mammaire et d'accident coronarien n'est pas retrouvée. Seul persiste un nombre accru d'accidents vasculaires cérébraux **[52]**.

Dans ce contexte, patientes et médecins ont tenté de trouver des solutions alternatives afin de gérer les conséquences à court terme et à long terme de la ménopause **[3]**. D'où l'intérêt pour les Isoflavones.

❖ **Références bibliographiques :**

1. **Agence française de sécurité sanitaire des aliments (AFSSA).** Sécurité et bénéfices des phytœstrogènes apportés par l'alimentation – Recommandations (rapport complet de 370 pages), mars 2005.
http://www.academie
medecine.fr/UserFiles/File/rapports_thematiques/nutrition/AFSSA_s_curit_et_benefices_ds_phyto_estogenes_apport_s_par_l_alimentation_mai_2005pdf.pdf

2. **Albertazzi P, Pansini F, Bonaccorsi G, Zanotti L, Forini E, De Aloysio D.**
The effect of dietary soy supplementation on hot flushes. Obstet Gynecol 1998; 91: 6-11.

3. **A. Pintiaux, F. Van den Brule, J.M. Foidart, U.** Gaspard. Place du traitement substitutif de la ménopause 1 an après la publication des résultats de l'étude WHI (Women's Health Initiative). Rev Med Liège, 2003 ; 58 (9) : 572-575

4. **Baber RJ, Templeman C, Morton T, Kelly GE, West L.**
Randomized placebo-controlled trial of an isoflavone supplement and menopausal symptoms in women. Climacteric. 1999; 2:85-92.

5. **Bell DS, Ovalle F.**
Use of soy protein supplement and resultant need for increased dose of levothyroxine. Endocr Pract. 2001; 7(3):193-194.

6. **BOLAÑOS R, DEL CASTILLO A, FRANCIA J.** Soy isoflavones versus placebo in the treatment of climacteric vasomotor symptoms: systematic review and meta-analysis. Menopause 2010; 17(3):660–666.

7. **Brzezinski A, Adlercreutz H, Shaoul R.**
Short-term effect of phytoestrogen-rich diet on postmenopausal women. Menopause 1997; 4: 89-94.

8. **Bureau central de recensement à la Direction Nationale de la Statistique et de l'Informatique (Ministère du Plan).**
Recensement général de la population et de l'habitat du Mali. Perspectives de la population résident du Mali de 1987 à 2002

9. **CEDERROTH CR, NEF S.**

Soy, phytoestrogens and metabolism: A review; Molecular and Cellular Endocrinology ; 2009

10. **Chlebowski RT, Hendrix SL, Langer RD, Stefanick ML, Gass M, Lane D et al.**

Influence of estrogen plus progestin on breast cancer and mammography in healthy postmenopausal women: the Women's Health Initiative Randomized Trial. JAMA 2003; 289: 3243-53.

11. **Cissé CT, Diouf AA, Kane-Guèye SM, Dieng T, Guèye-Dièye A, Moreau JC.**

Epidémiologie, vécu et prise en charge de la ménopause à Dakar. CHU Dantec, Dakar

12. **Crisafulli A, Marini H, Bitto A, Altavilla D, Squadrito G, Romeo A, et al.**

Effects of genistein on hot flushes in early postmenopausal women: a randomized, double-blind EPT- and placebo-controlled study. Menopause 2004; **11**:400-4.

13. **Dalais FS, Rice GE, Wahlqvist ML, Grehan M, Murkies AL, Medley G et al.**

Effects of dietary phytoestrogens in postmenopausal women. Climacteric 1998; 1: 124-9.

14. **Delanoe D.**

Les représentations de la ménopause : un enjeu des rapports sociaux d'âge et de sexe. Contracept Fertil Sex 1997; 25: 853-60.

15. **de Kleijn MJ, van der Schouw YT, et al.**

Intake of dietary phytoestrogens is low in postmenopausal women in the United States: the Framingham study (1-4). J Nutr. 2001; 131(6):1826-1832. Texted integral: jn.nutrition.org

16. **Drews K, Seremak-Mrozikiewicz A, Puk E, Kaluba-Skotarczak A, Malec M, Kazikowska A.**

Efficacy of standardized isoflavones extract (Soyfem) (52-104 mg/24h) in moderate and medium-severe climacteric syndrome. Ginekol Pol. 2007 Apr; 78(4):307 11

17. **Duffy R, Wiseman H, File SE.**

Improved cognitive function in postmenopausal women after 12 weeks of consumption of a soy extract containing isoflavones. Pharmacol Biochem Behav. 2003; 75: 721-729.

18. **D'Anna R, Cannata ML, Atteritano M et al.**

Effects of the phytoestrogen genistein on hot flushes, endometrium, and vaginal epithelium in postmenopausal women: a 1-year randomized, double-blind, placebo-controlled study. Menopause. 2007 Jul-Aug; 14(4):648-55.

19. **EDEN JOHN A.**

Phytoestrogens for menopausal symptoms, Maturitas 2012

20. **EDSIV.**

4ème enquête démographique et de santé. Mali 2001

21. **Faure ED, Chantre P, Mares P.**

Effects of a standardized soy extract on hot flushes: a multicenter, Double-blind, randomized, placebo controlled Study. Menopause. 2002; 9:329-334.

22. **Geller SE, Studied L.**

Soy and red clover for mid-life and aging. Climacteric. 2006 Aug; 9(4):245-63. Review. Texted integral:

23. **Ginsburg J, Prelevic GM.**

Lack of significant hormonal effects and controlled trials of phyto-oestrogens. Lancet 2000; 355: 163-4.

24. **Han KK, Soares JM, Jr., Haidar MA, de Lima GR, Baracat EC.**

Benefits of soy isoflavone therapeutic regimen on menopausal symptoms. Obstet Gynecol 2002; 99: 389-94.

25. **HUBERT J.,**

Caractérisation biochimique et propriétés biologiques des micronutriments du germe de soja – Etude des voies de sa valorisation en nutrition et santé humaines ; Qualité et sécurité des aliments ; École doctorale des Sciences Ecologiques, Vétérinaires, Agronomiques et Bioingénieries, le titre de docteur de l'institut national polytechnique de Toulouse ; 2006 ; 174 pages.

26. **Hwang CS, Kwak HS, et al.**

Isoflavone metabolites and their in vitro dual functions: They can act as an estrogenic agonist or antagonist depending on the estrogen concentration. J Steroid Biochem Mol Biol. 2006 Nov; 101(4-5):246-253

27. **IZUMI, T.; OSAWA, S.; OBATA, A.; TOBE, K.; SAITO, M.**

Soy isoflavone aglycones are absorbed faster and in high amounts than their glucosides in humans. J. Nutr. 2000, 130, 1695–1699.

28. **Jeri AR.**

The use of an isoflavone supplement to relieve hot flashes. Female patient. 2002; 27: 35-37.

Http: //www.femalepatient.com/html/arc/sig/comp /articles/article_5.asp. Accessed April 3, 2006.

29. **Jou HJ, Wu SC, Chang FW, Ling PY, Chu KS, Wu WH.**

Effect of intestinal production of equol on menopausal symptoms in women treated with soy isoflavones. Int J Gynaecol Obstet. 2008 Apr 8.

30. **Konaté A.**

Approches socio-épidémiologiques de la ménopause en milieu rural et urbain. Thèse med, Bamako, 1990, N°6

31. **Laboratoire Innotech International.**

7/9, AV. François-Vincent Raspail-94110-France.

32. **Lock M.**

Symptom reporting at menopause: a review of cross-cultural findings. J Br Menopause Soc 2002; 8: 132-6.

33. LOPRINZI, C L, BARTON, D L, SLOAN, J A, NOVOTNY, P J, DAKHIL, S R, VERDIRAME, J D, KNUTSON, W H, KELAGHAN, J & CHRISTENSEN, B Mayo Clinic and North Central Cancer Treatment Group hot flash studies: a 20-year experience. Menopause, 2008; 15, 655-60.

34. Messina M, Nagata C, Wu AH.
Estimated Asian adult soy protein and isoflavone intakes. Nutr Cancer. 2006; 55(1):1-12

35. Messina M, Redmond G.
Effects of soy protein and soy bean isoflavones on thyroid function in healthy adults and hypothyroid patients: a review of the relevant literature. Thyroid. 2006 Mar; 16(3):249-58. Review.

36. Murkies AL, Lombard C, Strauss BJ, Wilcox G, Burger HG, Morton MS.
Dietary flour supplementation decreases post-menopausal hot flushes: effect of soy and wheat. Maturitas 1995; 21: 189-95.

37. Oddens BJ.
The Climacteric Cross-Culturally: The International Heath Foundation South East Asia Study. Maturitas 1994; 19: 155-6

38. Penotti M, Fabio E, Modena AB, Rinaldi M, Omodei U, Vigano P.
Effect of soy-derived isoflavones on hot flushes, endometrial thickness, and the pulsatility index of the uterine and cerebral arteries. Fertil Steril. 2003; 79:1112-1117.

39. Pop EA, Fischer LM, Coan AD et al.
Effects of a high daily dose of soy isoflavones on DNA damage, apoptosis, and estrogenic outcomes in healthy postmenopausal women: a phase I clinical trial. Menopause. 2008 Apr 28.

40. Quella SK, Loprinzi CL, Barton DL, et al.
Evaluation of soy phytoestrogens for the treatment of hot flashes in breast cancer survivors: a North Central Cancer Treatment Group trial. J Clin Oncol. 2000; 18:1068- 1074

41. **Rossouw JE, Anderson GL, Prentice RL, LaCroix AZ, Kooperberg C, Stefanick ML et al.**
Risks and benefits of estrogen plus progestin in healthy postmenopausal women: principal results From the Women's Health Initiative randomized controlled trial. JAMA 2002; 288: 321-33.

42. **Scambia G, Mango D, Signorile PG, et al.**
Clinical Effects of a standardized soy extract in postmenopausal Women: a pilot study. Menopause. 2000; 7: 105-11

43. **SETCHELL, K.L.D., CLERICI, C., LAPHART, E.D., COLE, S.J., HEENEN, C., CASTELLANI, D., WOLFE, B.E., NECHEMIASZIMMER, L., BROWN, N.M., LUND, T.D., HANADA, R.J., HEUBI, J.E.**, S-equol, a potent ligand for estrogen receptor b, is the exclusive enantiomeric form of the soy isoflavone metabolite produced by human intestinal bacterial flora. Am. J. Clin. Nutr. 2005 ; 81, 1073–1079.

44. **SETCHELL K.D.R., BROWN N.M., DESAI P.B., ZIMMER-NECHIMIAS L., WOLFE B., JAKATE A.S., CREUTZINGER V., HEUBI J.E.** Bioavailability, disposition, and dose-response effects of soy isoflavones when consumed by healthy women at physiologically typical dietary intakes. J Nutr, 2003 ; 133(4): 1027-1035.

45. **Setchell KD, Brown NM, Lydeking-Olsen E.**
The clinical importance of the metabolite equol-a clue to the effectiveness of soy and its isoflavones. J Nutr. 2002; 132(12):3577-3584. Texte intégral : http://jn.nutrition.org/cgi/content/full/132/12/3577

46. **Setchell KD, Cole SJ.**
Method of defining equol-producer status and its frequency among vegetarians. J Nutr. 2006 Aug; 136(8):2188-93

47. **Shumaker SA, Legault C, Rapp SR, Thal L, Wallace RB, Ockene JK et al.**
Estrogen plus progestin and the incidence of dementia and mild cognitive impairment in postmenopausal women: the Women's Health Initiative Memory Study: a randomized controlled trial. JAMA 2003; 289: 2651-62.

48. **Song KB, Atkinson C, et al.**
Prevalence of daidzein-metabolizing phenotypes differs between Caucasian and Korean American women and girls. J Nutr. 2006 May; 136(5):1347-51.

49. **SOSVOROVA L., MIKŠATKOVA P., BICˇIKOVA M., KANˇOVA N., LAPCˇIK O.**, The presence of monoiodinated derivates of daidzein and genistein in human ; Food and Chemical Toxicology ; 2011

50. **St Germain A, Peterson CT, Robinson JG, Alekel DL.**
Isoflavone-rich or isoflavone-poor soy protein does not reduce menopausal symptoms during 24 weeks of treatment. Menopause 2001; 8: 17-26.

51. **Taku K, Melby MK, Kronenberg F, et al.** Extracted or synthesized soybean isoflavones reduce menopausal hot flash frequency and severity: systematic review and meta-analysis of randomized controlled trials. Menopause 2012; 19:776-90.

52. **The Women's Health Initiative Randomized Controlled Trial.** Effects of Conjugated Equine Estrogen in Postmenopausal Women with Hysterectomy. JAMA, 2004; 291: 1701-1712

53. **Tice JA, Ettinger B, Ensrud K, Wallace R, Blackwell T, Cummings SR.**
Phytoestrogen supplements for the treatment of hot flashes: the Isoflavone Clover Extract (ICE) study: a randomized controlled trial. JAMA. 2003; 290:207-214.

54. **Unfer V, Casini ML, Costabile L, Mignosa M, Gerli S, Di Renzo GC.**
Endometrial effects of long-term treatment with phytoestrogens: a randomized, double-blind, placebo-controlled study. Fertil Steril. 2004 Jul; 82(1):145-8, quiz 265.

55. **Upmalis DH, Lobo R, Bradley L, Warren M, Cone FL, Lamia CA.**
Vasomotor symptom relief by soy isoflavone extract tablets in postmenopausal women: a multicenter, double-blind, randomized, placebo- controlled study. Ménopause 2000; 7: 236-42.

56. Van de Weijer PH, Barentsen R.

Isoflavones from red clover (Promensil) significantly reduce menopausal hot flush symptoms compared with placebo. Maturitas. 2002; 42:187-193

57. Van Patten CL, Olivotto IA, Chambers GK, Gelmon KA, Hislop TG, Templeton E et al.

Effect of soy phytoestrogens on hot flashes in postmenopausal women with breast cancer: a randomized, controlled clinical trial. J Clin Oncol 2002; 20: 1449-55.

58. Velasquez MT, Bhathena SJ.

Role of dietary soy protein in obesity. Int J Med Sci. 2007 Feb 26; 4(2):72-82. Review.Texte integral: http://www.medsci.org/v04p0072.pdf

59. Washburn S, Burke GL, Morgan T, Anthony M.

Effect of soy protein supplementation on serum lipoproteins, blood pressure, and menopausal symptoms in perimenopausal women. Menopause 1999; 6: 7-13.

60. Williamson-Hughes PS, Flickinger BD, Messina MJ, Empie MW.

Isoflavone supplements containing predominantly genistein reduce hot flash symptoms: a critical review of published studies. Menopause. 2006 Sep-Oct; 13(5):831-9. Review.

61. WISEMAN H., CASEY K., BOWEY E., DUFFY R., DAVIES M., ROWLAND I.R. Influence of 10 wk of soy consumption on plasma concentrations and excretion of isoflavonoids and on gut microflora metabolism in healthy adults. Am J Clin Nutr, 2004. 80(3): 692-699.

62. Writing Group for the Women's Health Initiative Investigators. Risks and benefits of estrogen plus progestin in healthy postmenopausal women: principal results from the Women's Health Initiative randomized controlled trial. JAMA, 2002; 288: 321-3

Summary

Objective: Estimate the efficiency of the excerpt of soy isoflavones (Inoclim®) over the symptoms of menopause.

Materials and Methods: It was about the prospective longitudinal study gone from April 2006 to February 2007.

The study was about the whole of entrances in external consultations during the period of survey. However, she/it spread on 4 months for every patient and took place in 5 visits: visit1: inclusion, visit2-4: following up of patients; visit5: end of the test.

Results: the frequency and intensity of hot flashes have been studies for the fifty patients during the four months of treatment under Inoclim®:

According to the monthly and weekly tendencies, it happens clearly a regular regression of the number average of hot flashes diurnal and nocturnal under the influence of Inoclim® with respectively 83% and 84%.

In the first month, every patient represented variable intensity hot flashes. To the end of four months **28%** no longer present and **70%** suffered from hot flashes of light intensity.

The absence of insomnia was observed to **92%** of the number at the end of the survey against **68%** from the starting period. The asthenia didn't remain in the margin of this progress with only 18% of pitying for this symptom at the end fourth month. The fretfulness and anxiety have been also highly influenced by the isoflavones with respectively **12%** and **4%** only of our patients who ere complaining again at the end of the survey.

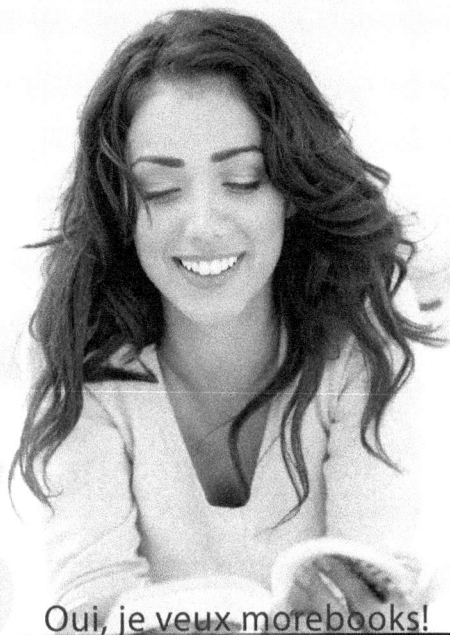

www.ingramcontent.com/pod-product-compliance
Lightning Source LLC
Chambersburg PA
CBHW020318220326
41598CB00017BA/1601